W0344988

Mängelexemplar

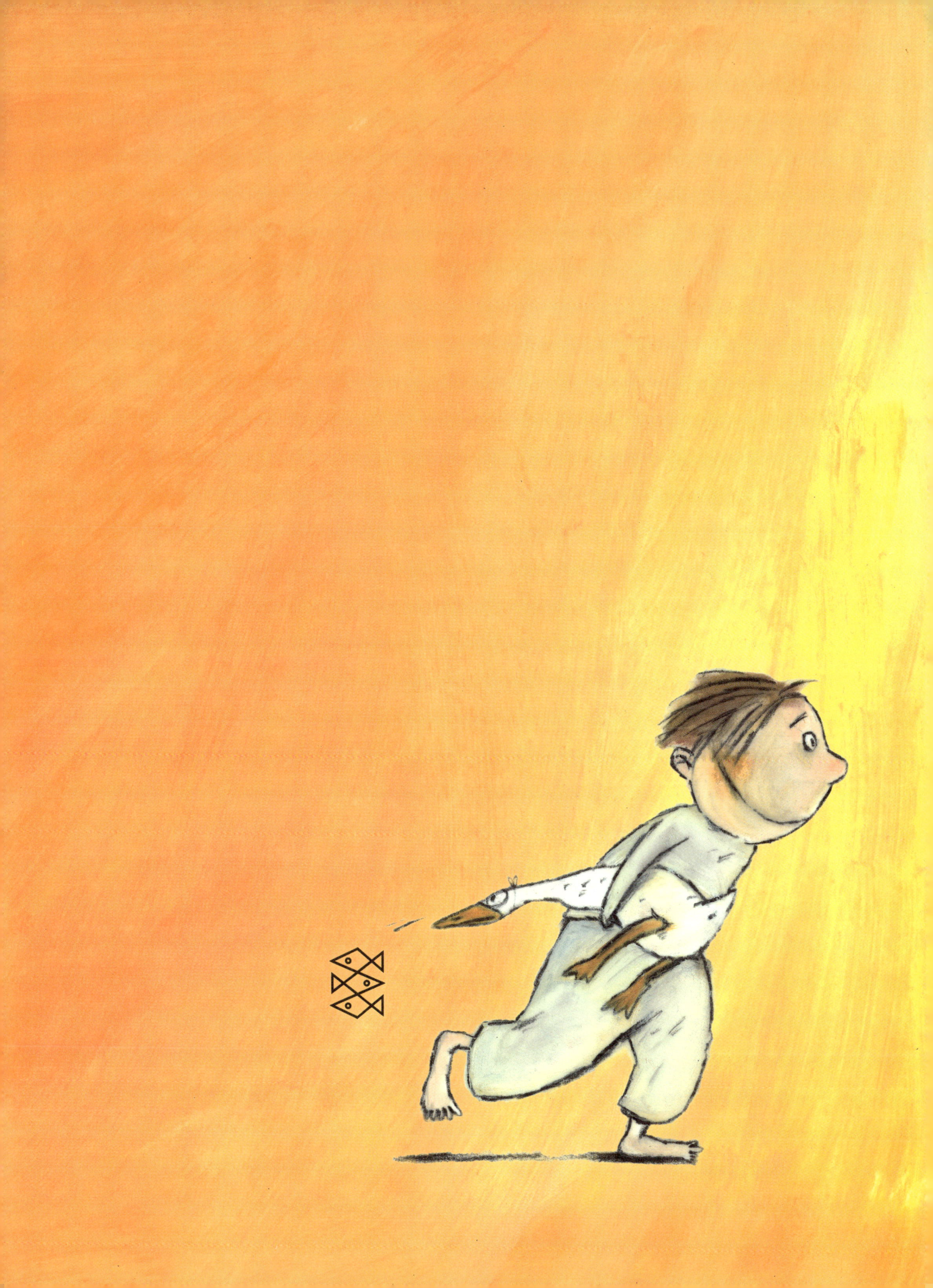

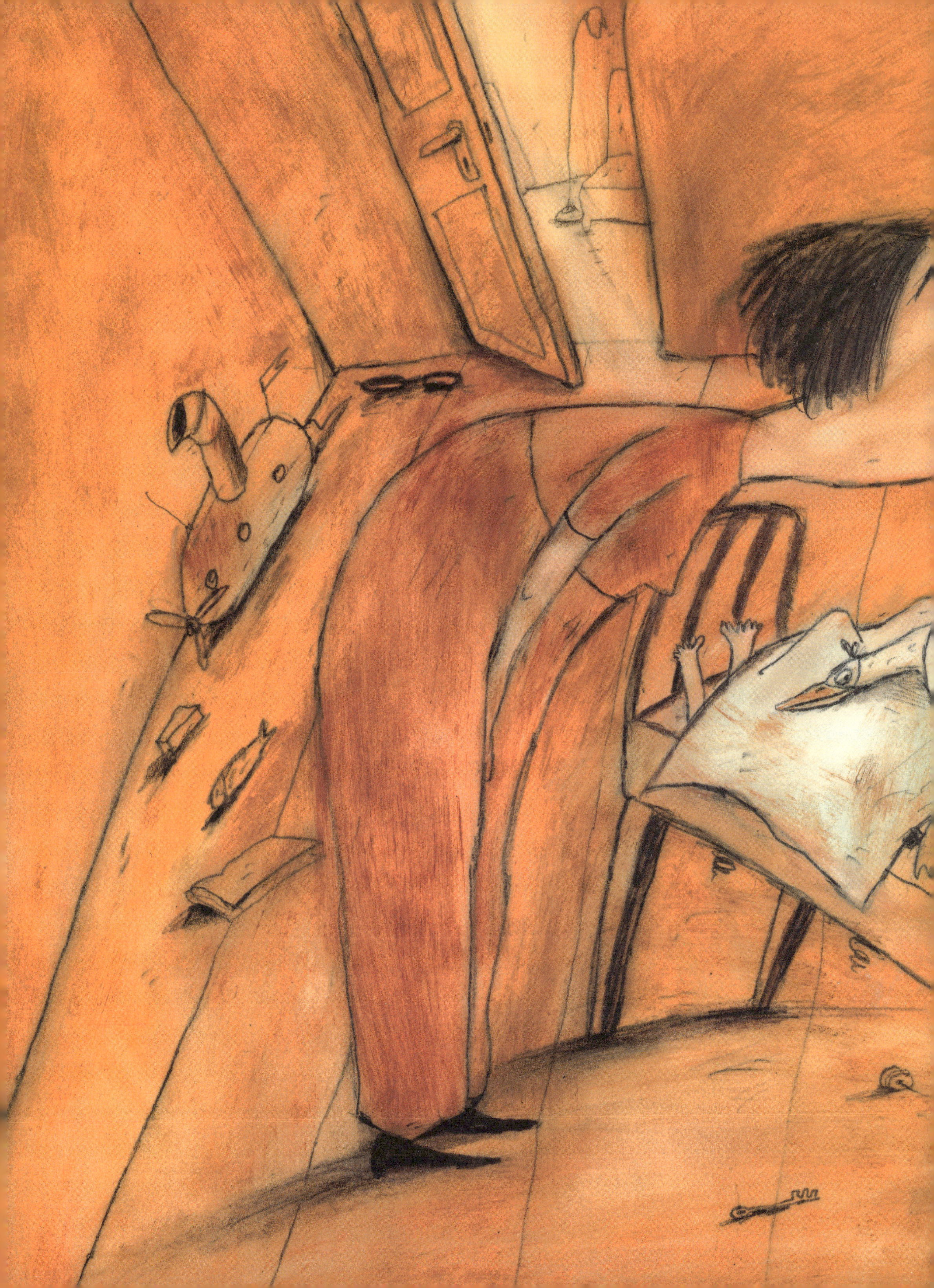

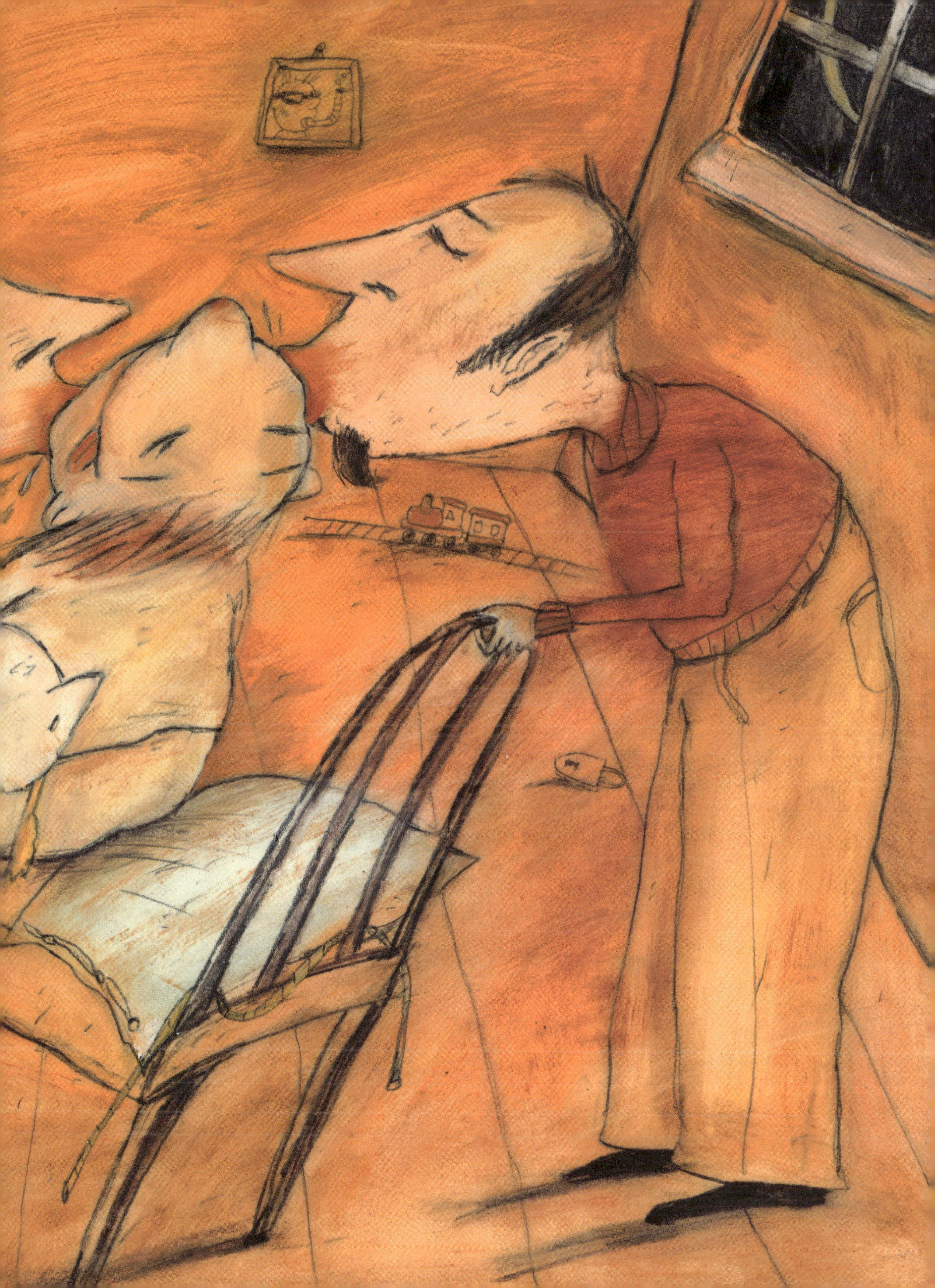

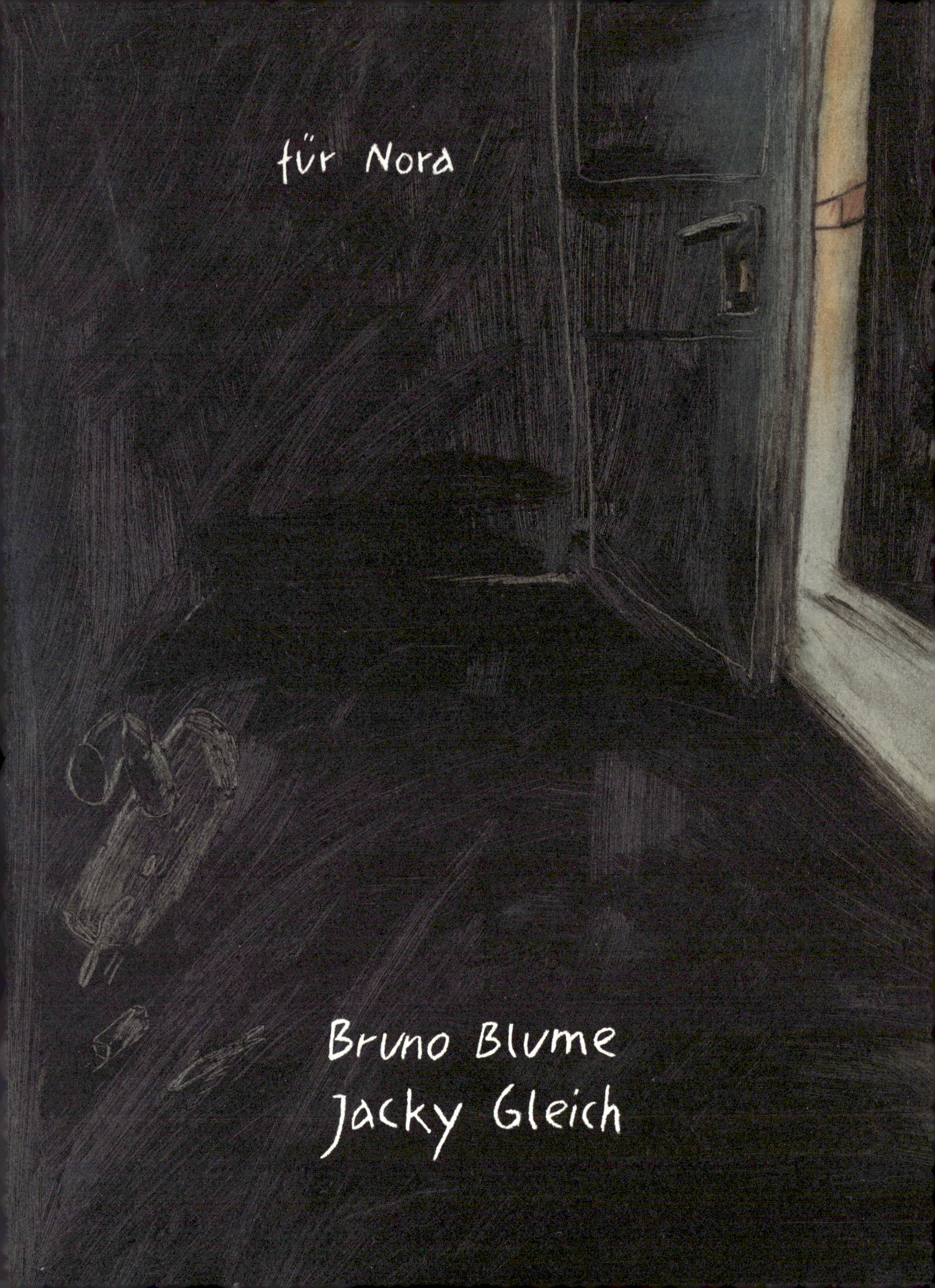
für Nora
Bruno Blume
Jacky Gleich

Mitten in der Nacht

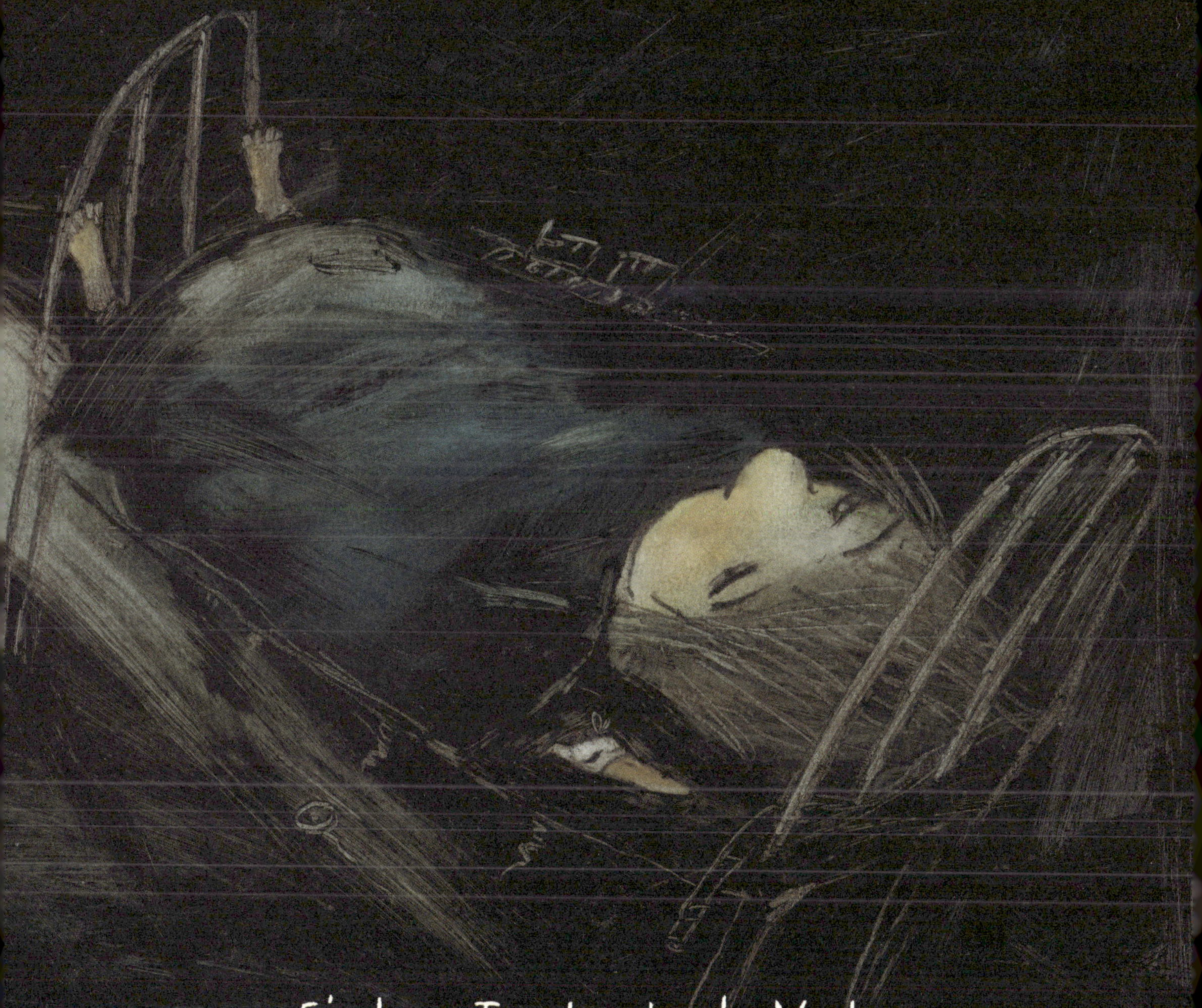

Fischer Taschenbuch Verlag

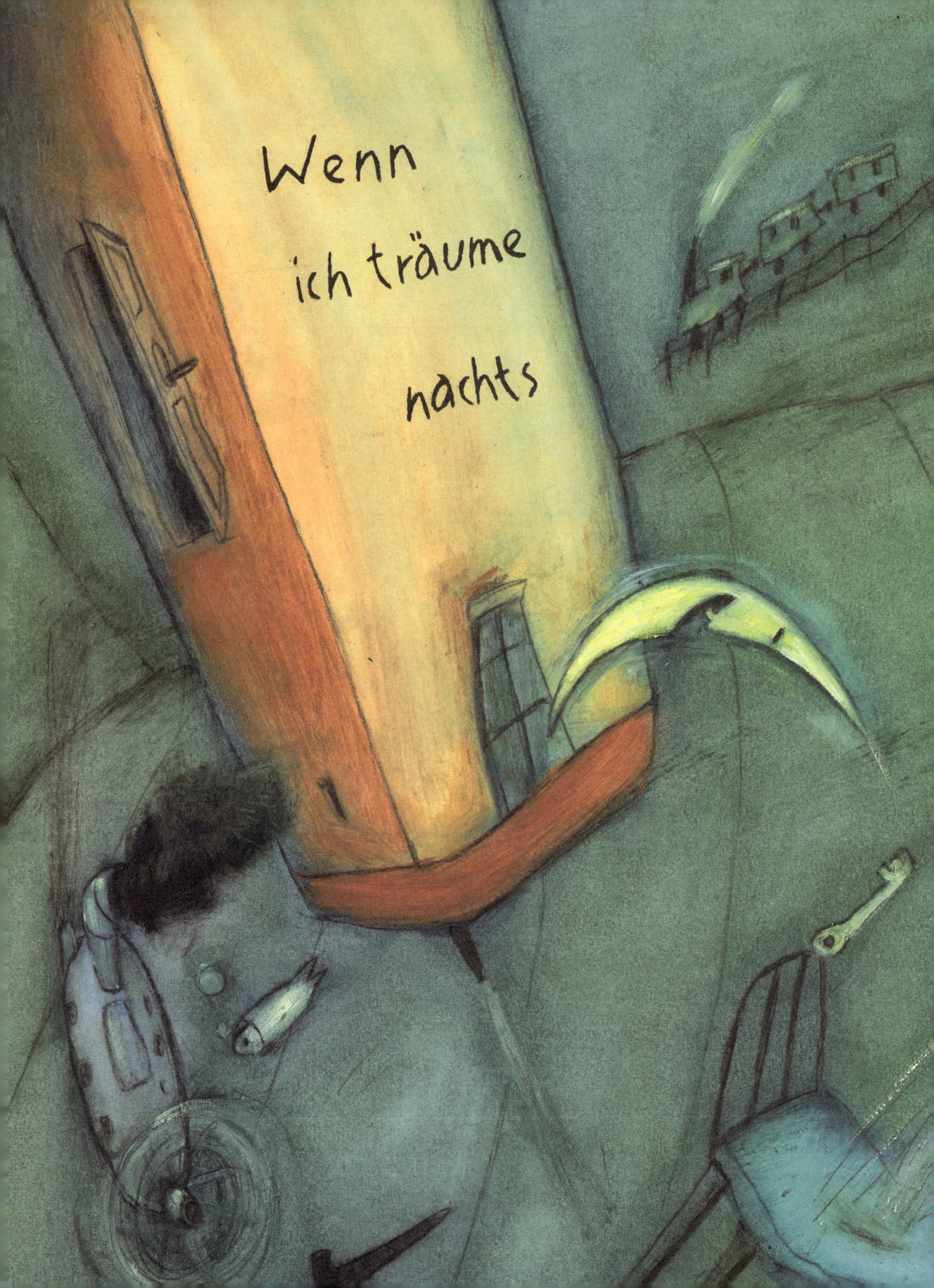
Wenn
ich träume
nachts

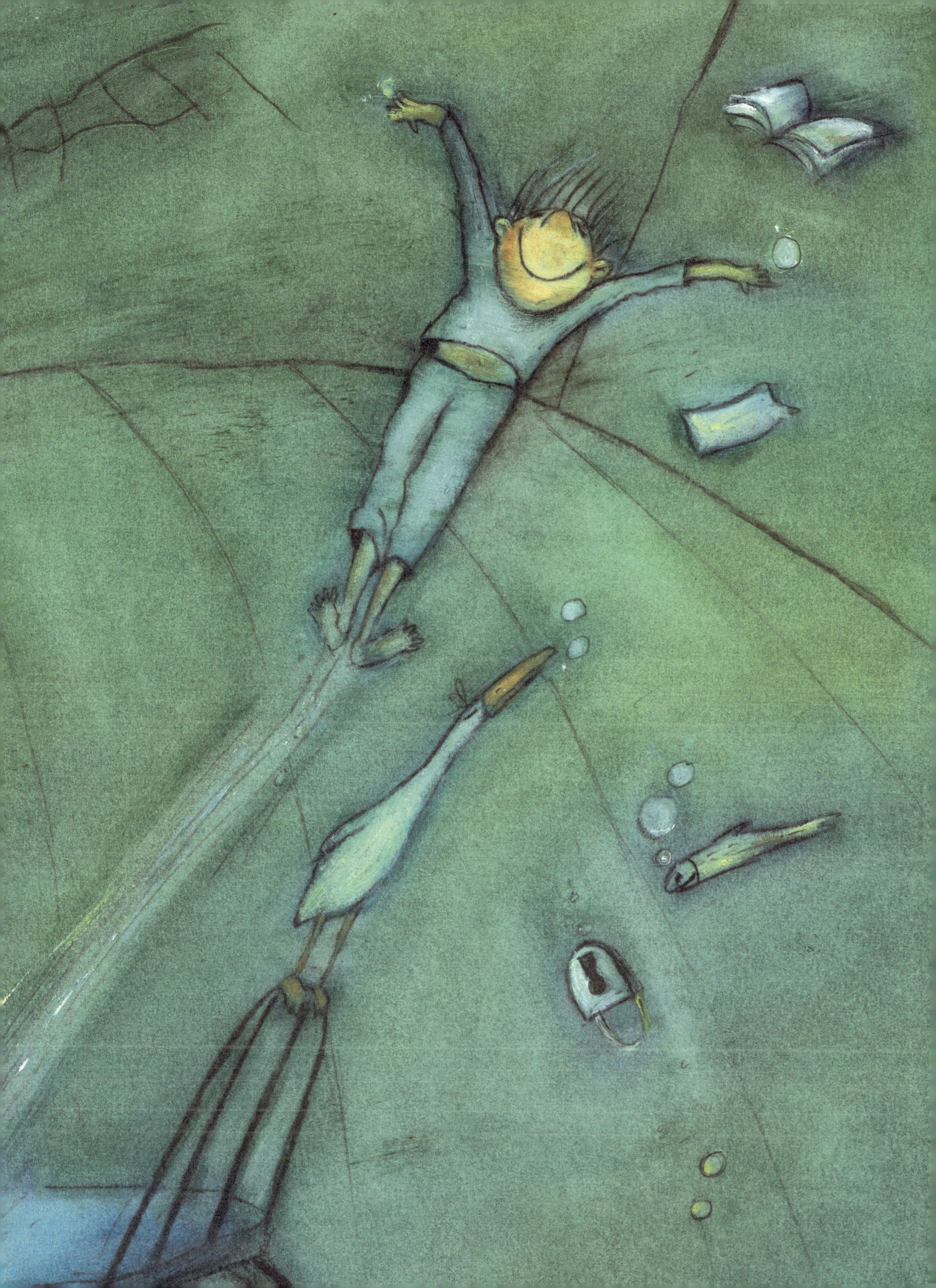

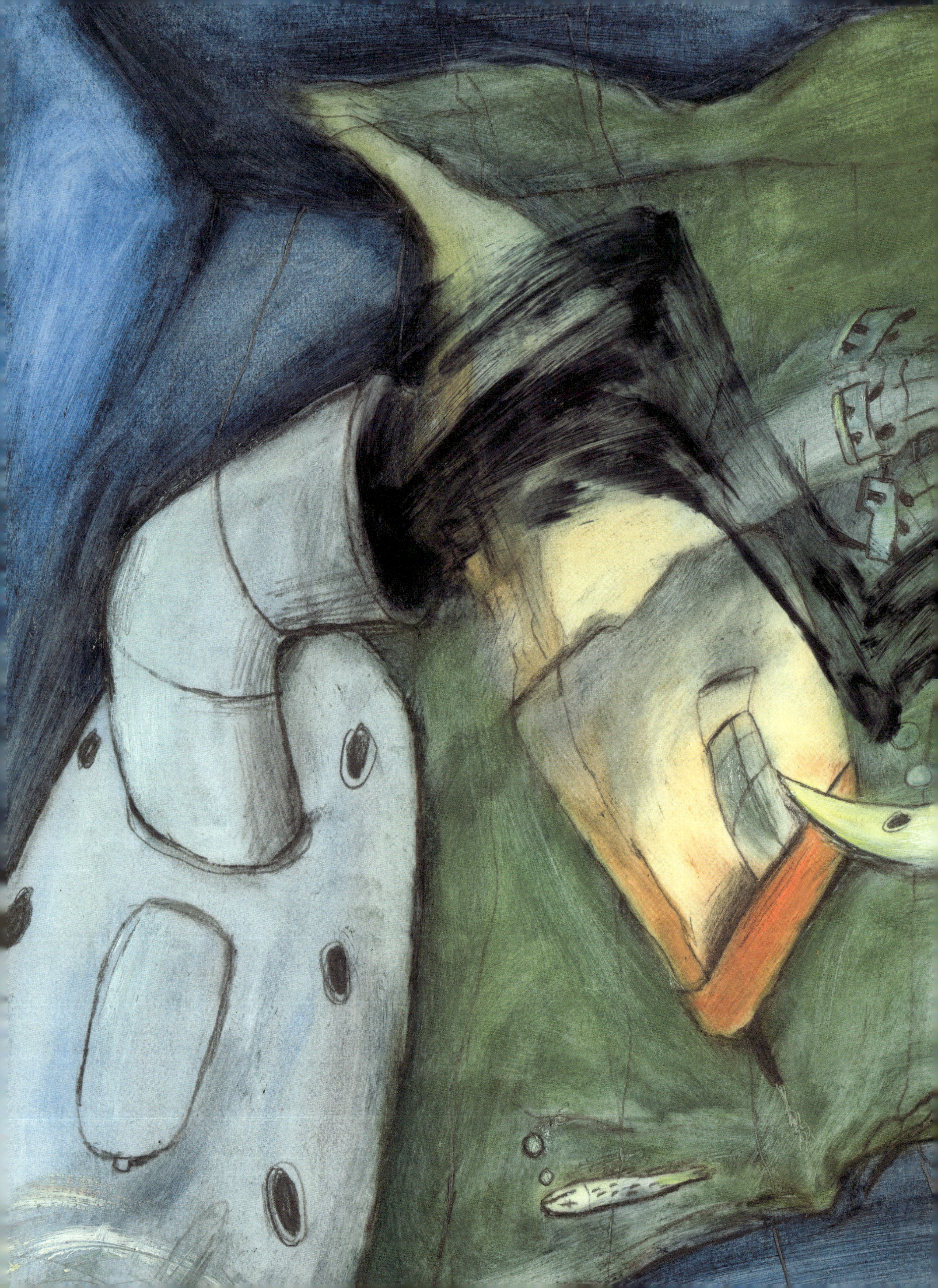

und die bösen Gestalten kommen,

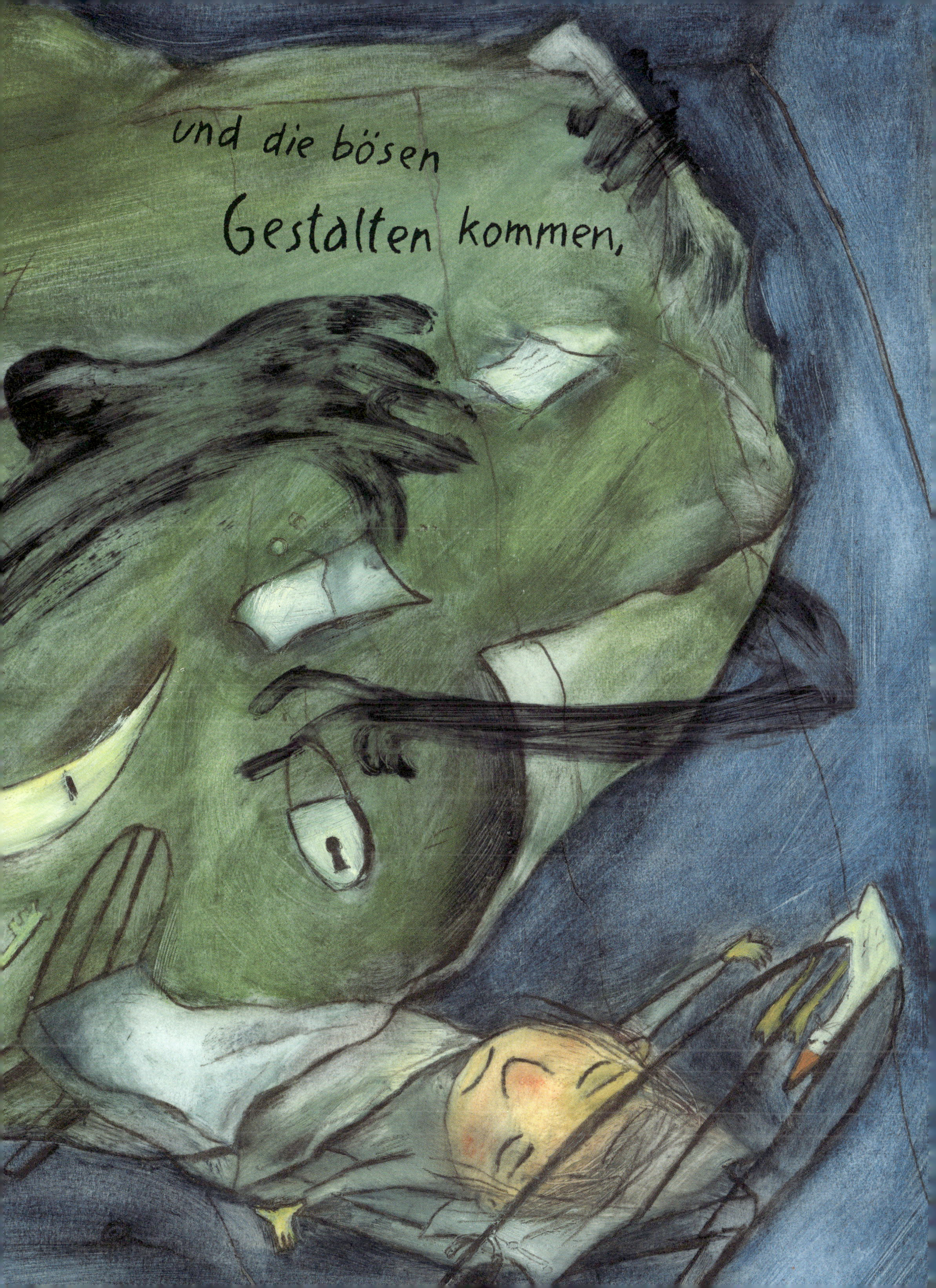

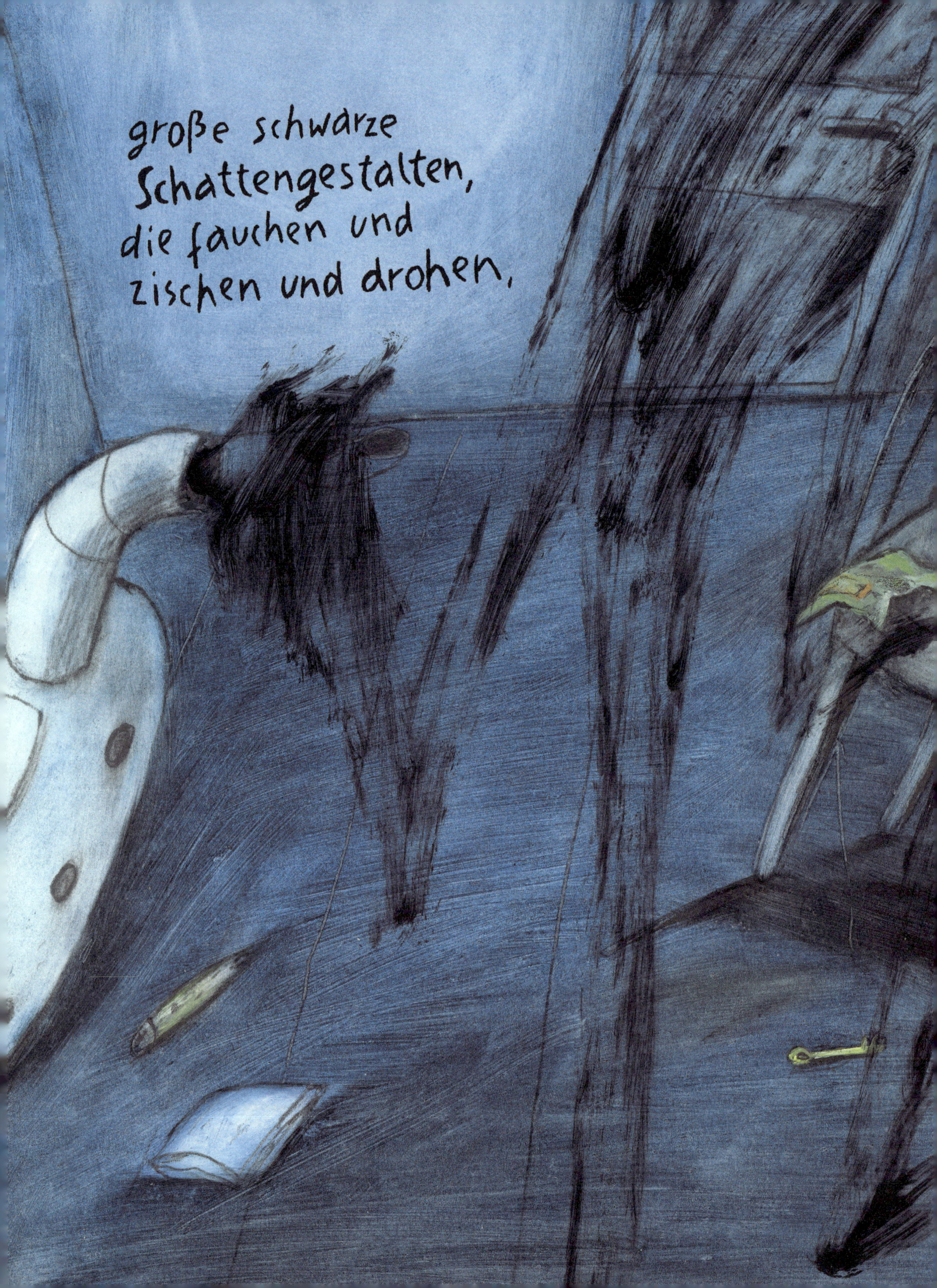
große schwarze
Schattengestalten,
die fauchen und
zischen und drohen,

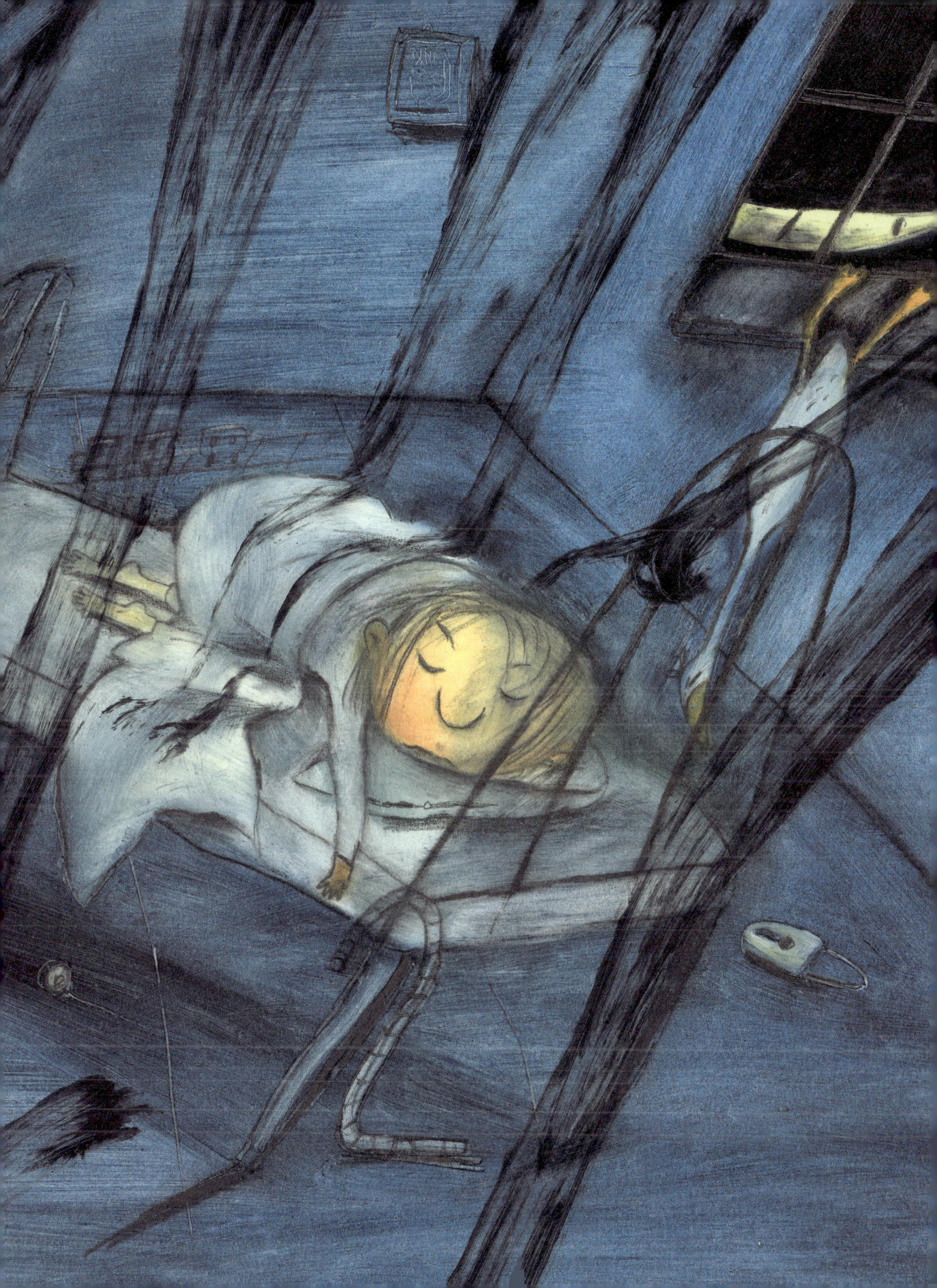

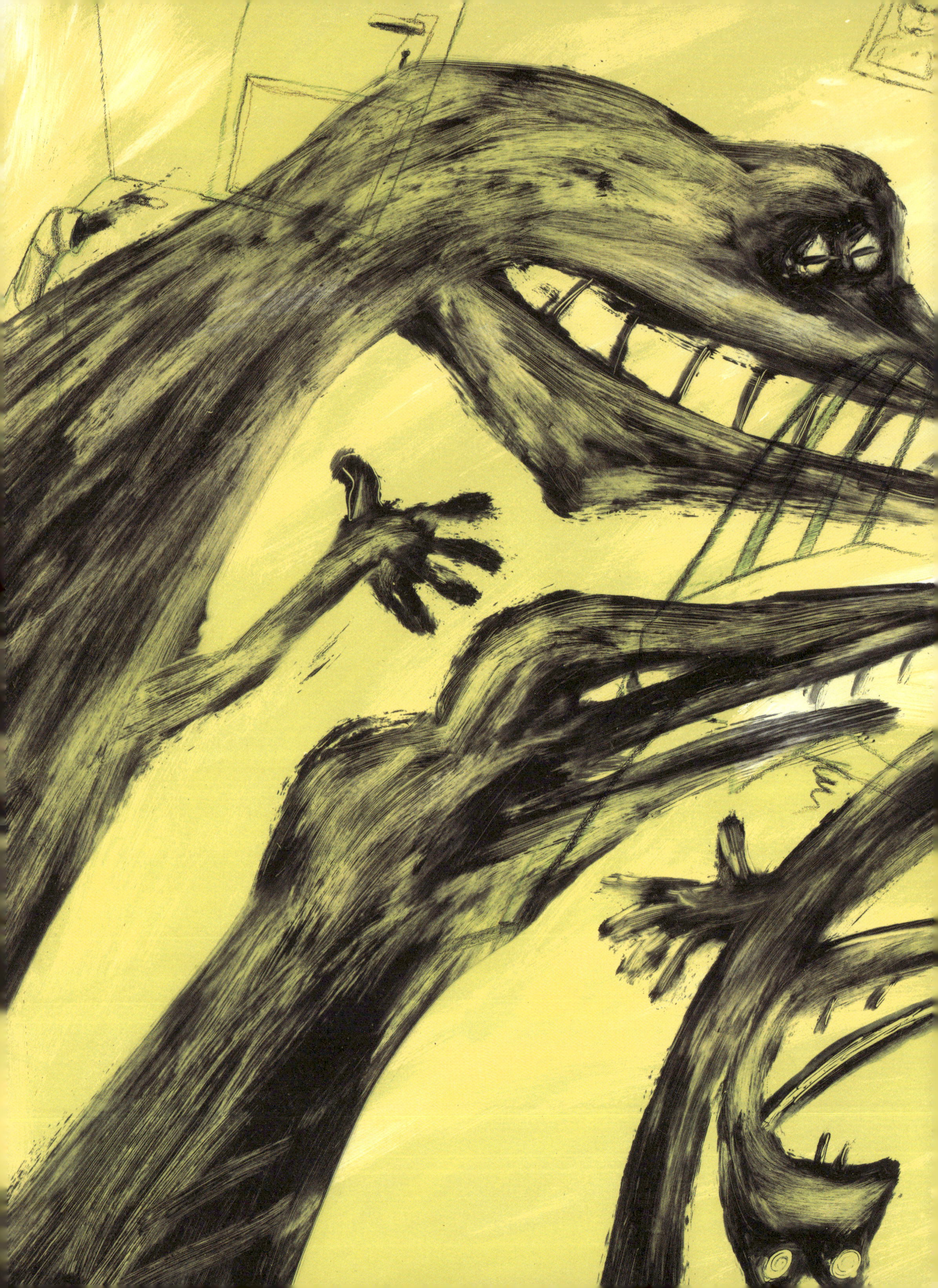

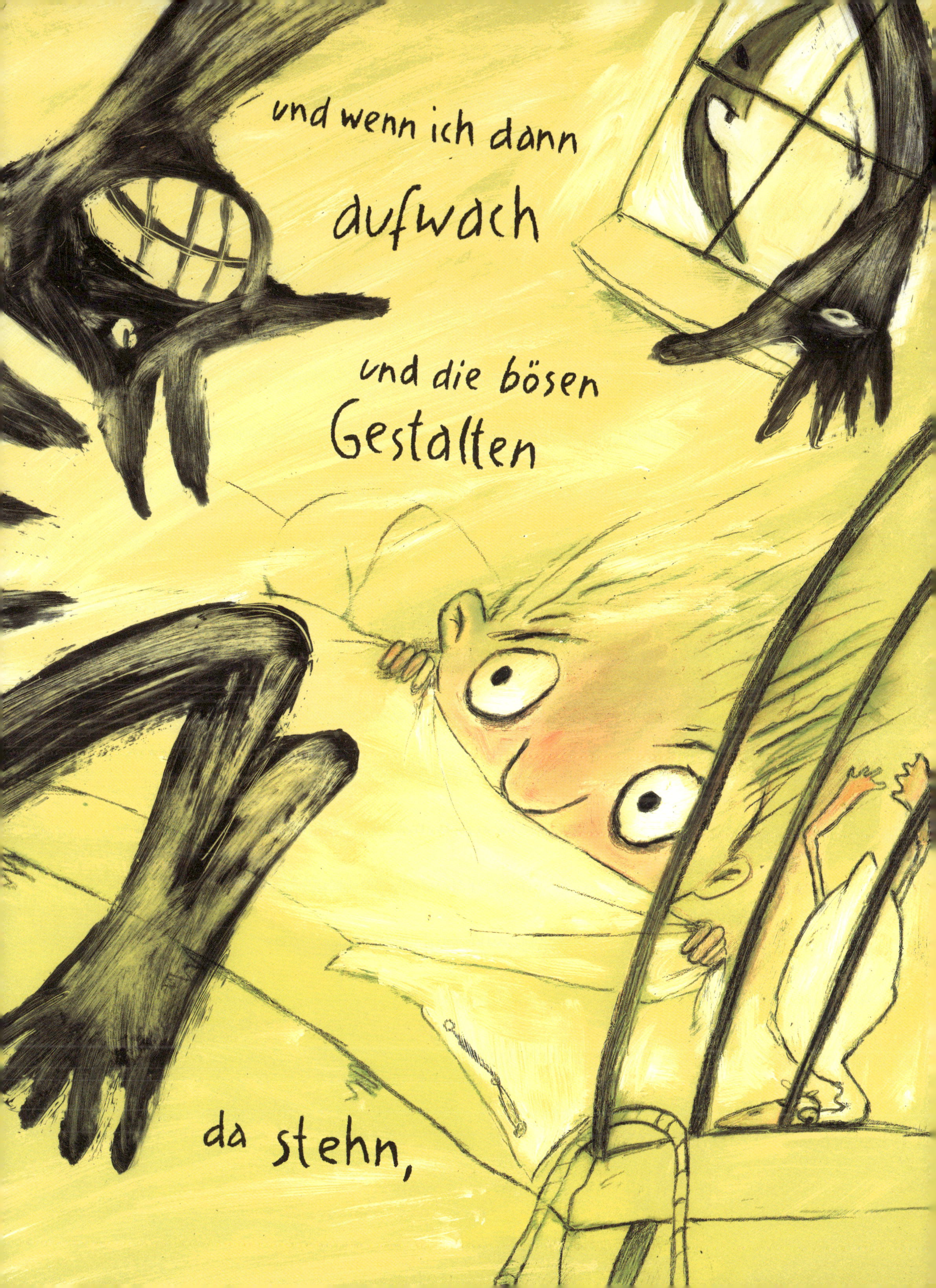

und wenn ich dann
aufwach

und die bösen
Gestalten

da stehn,

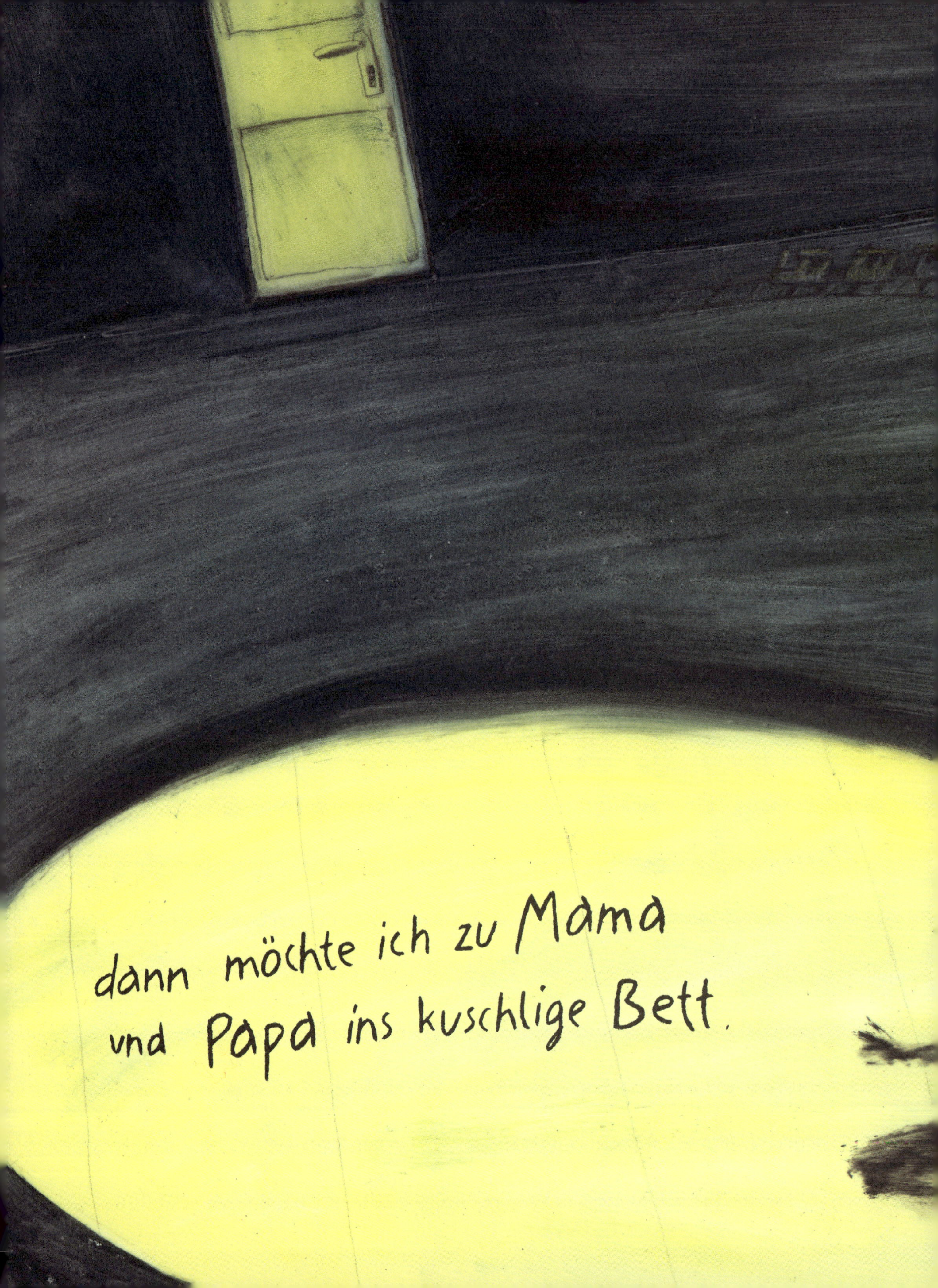

dann möchte ich zu Mama
und Papa ins kuschlige Bett.

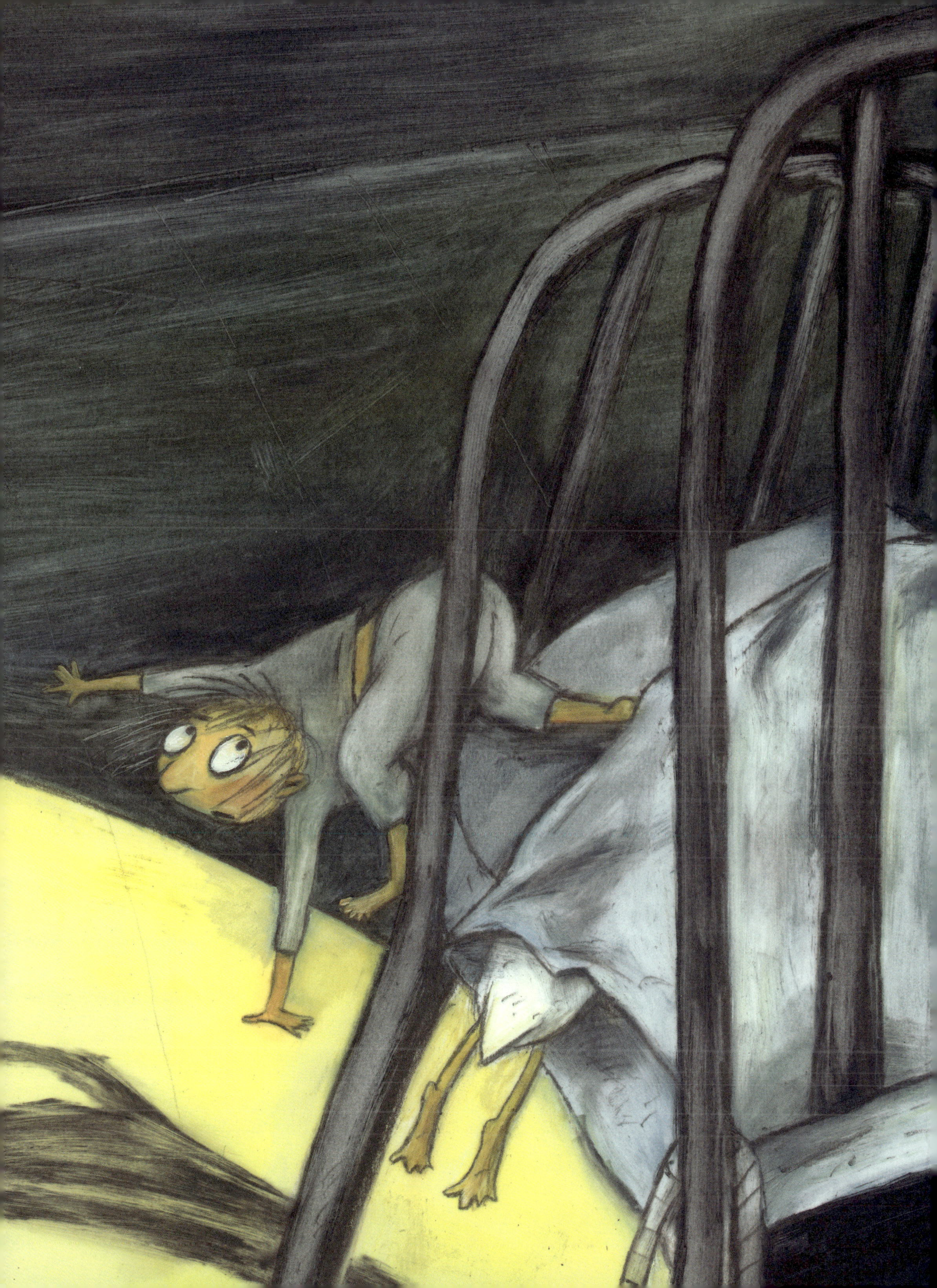

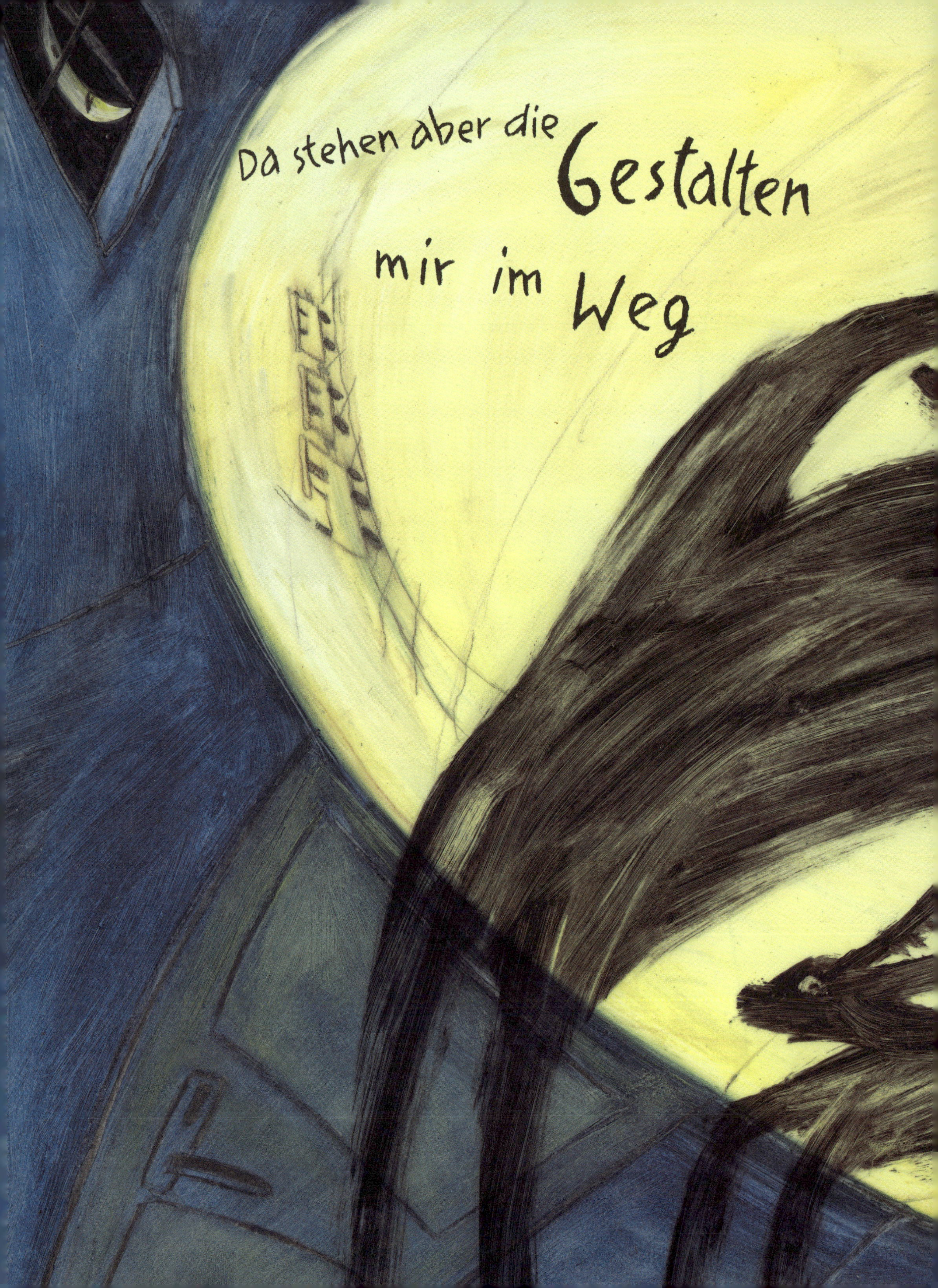
Da stehen aber die Gestalten
mir im Weg

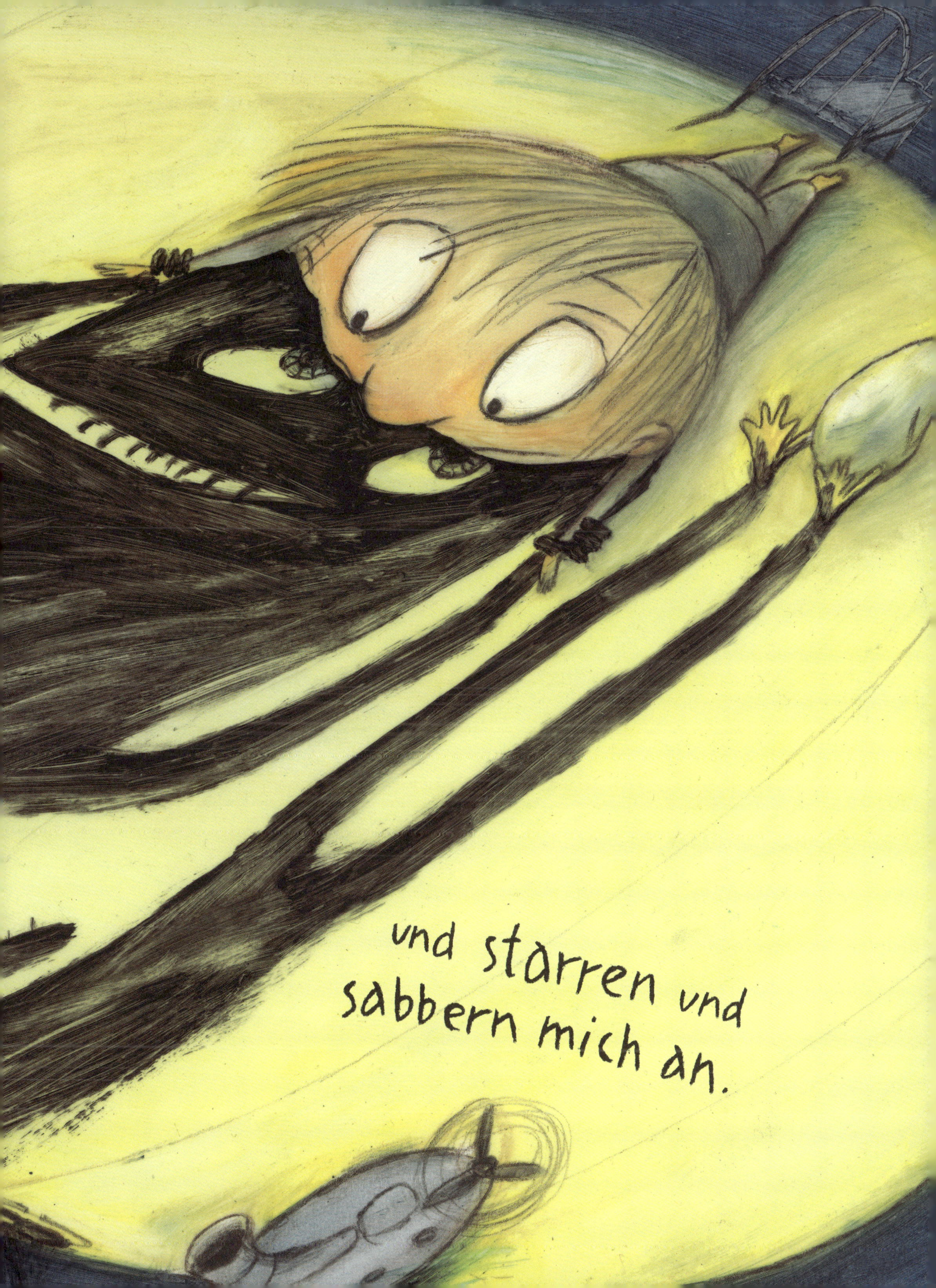

und starren und
sabbern mich an.

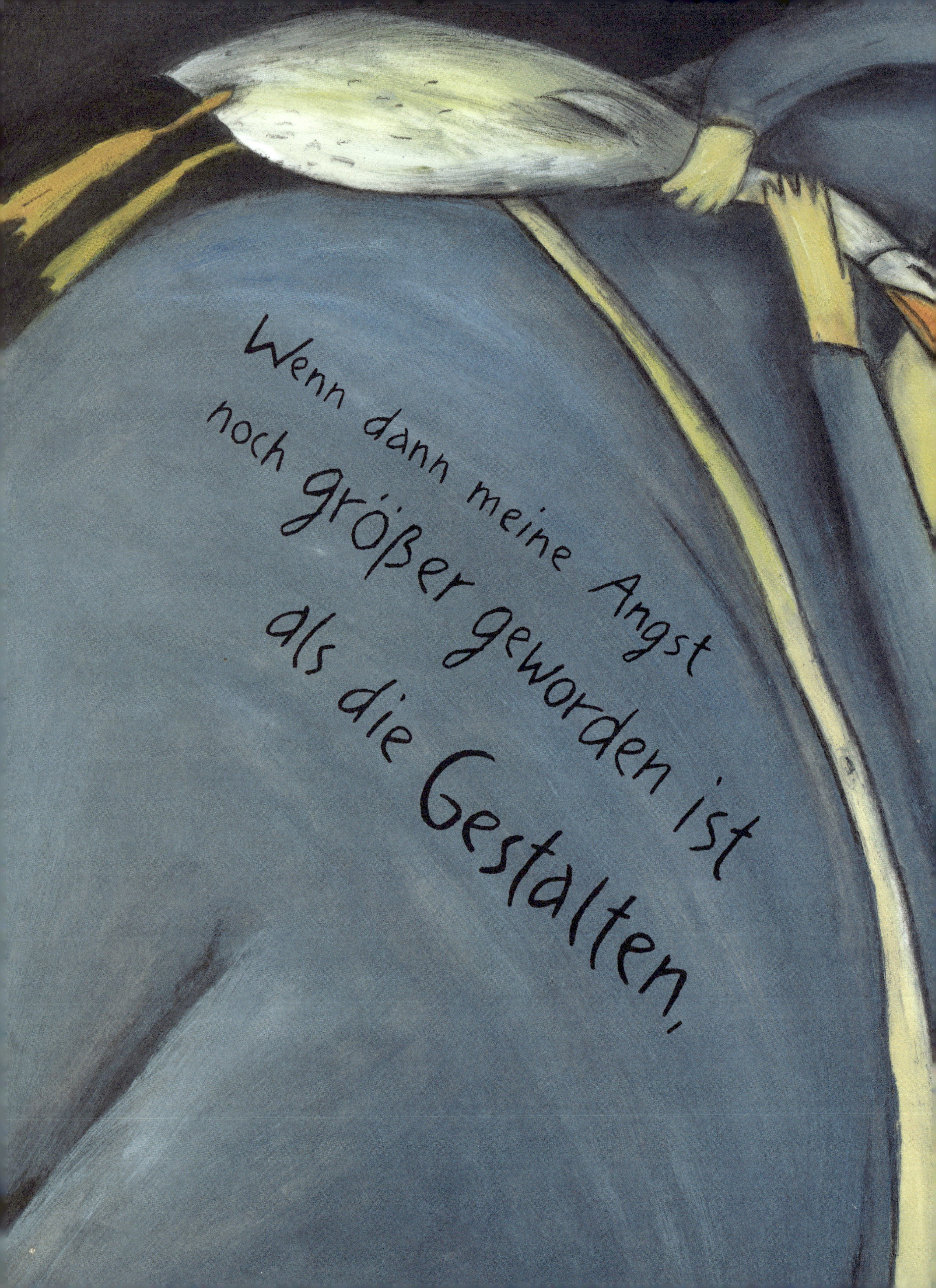

Wenn dann meine Angst
noch größer geworden ist
als die Gestalten,

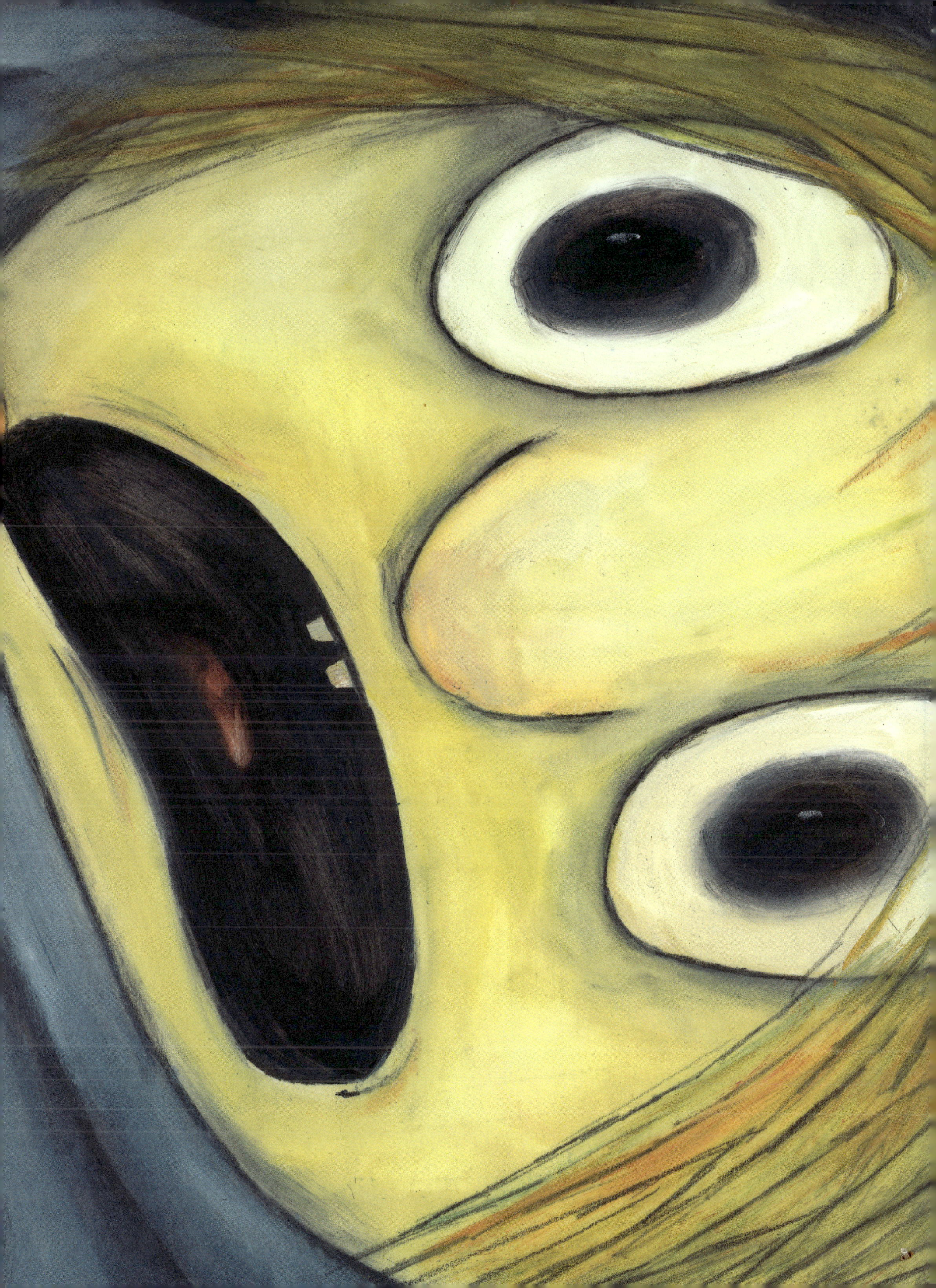

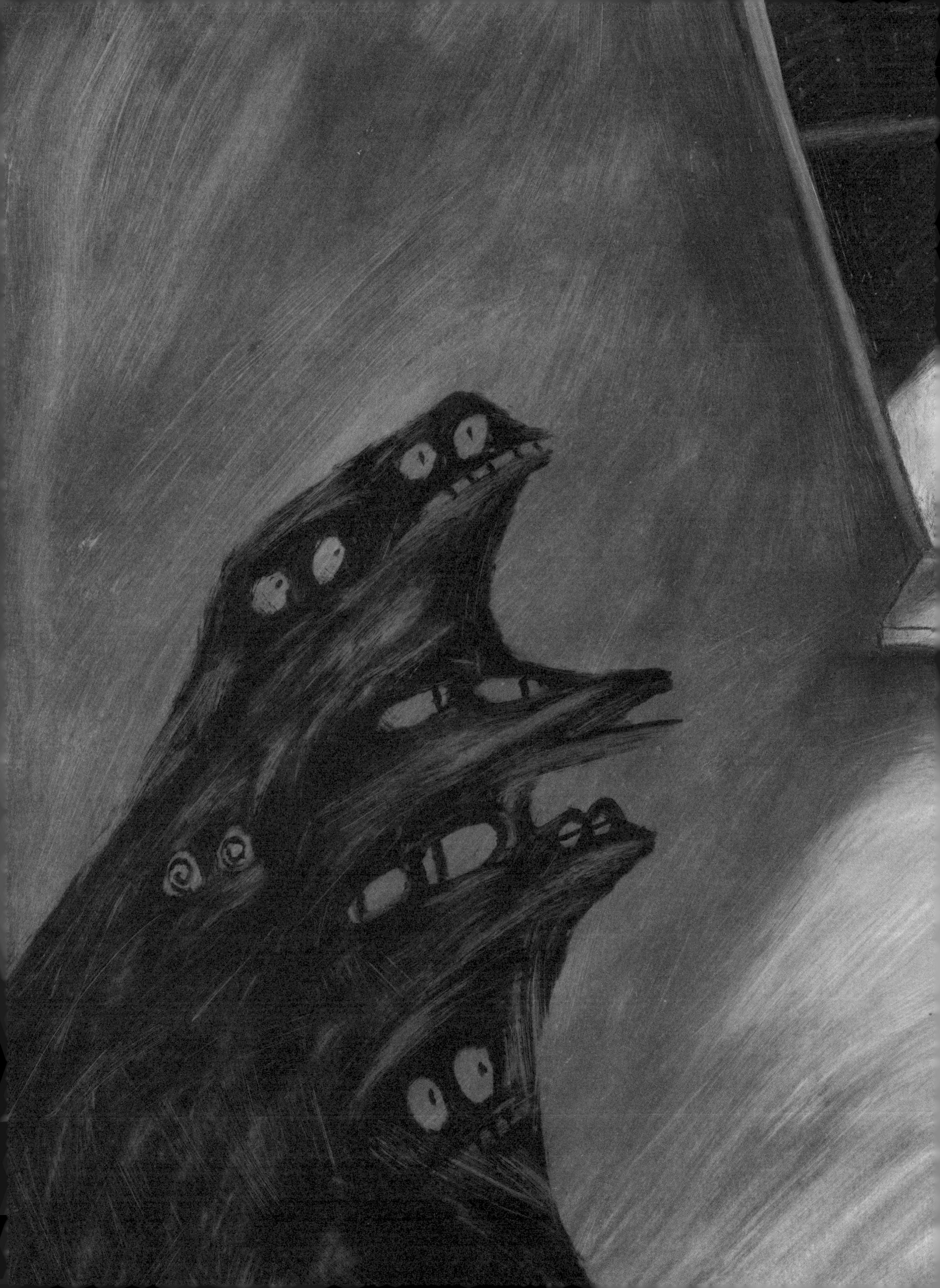

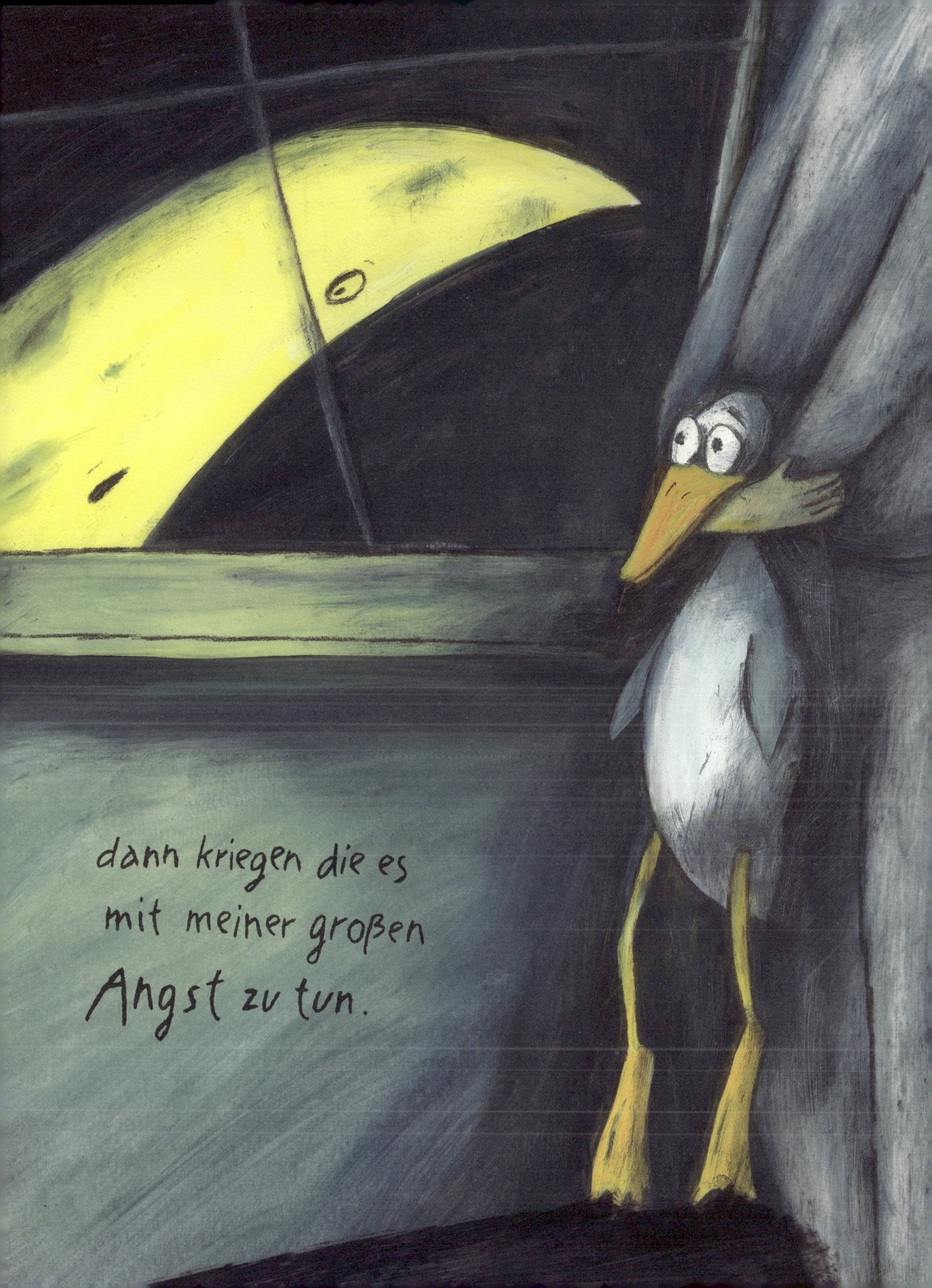
dann kriegen die es
mit meiner großen
Angst zu tun.

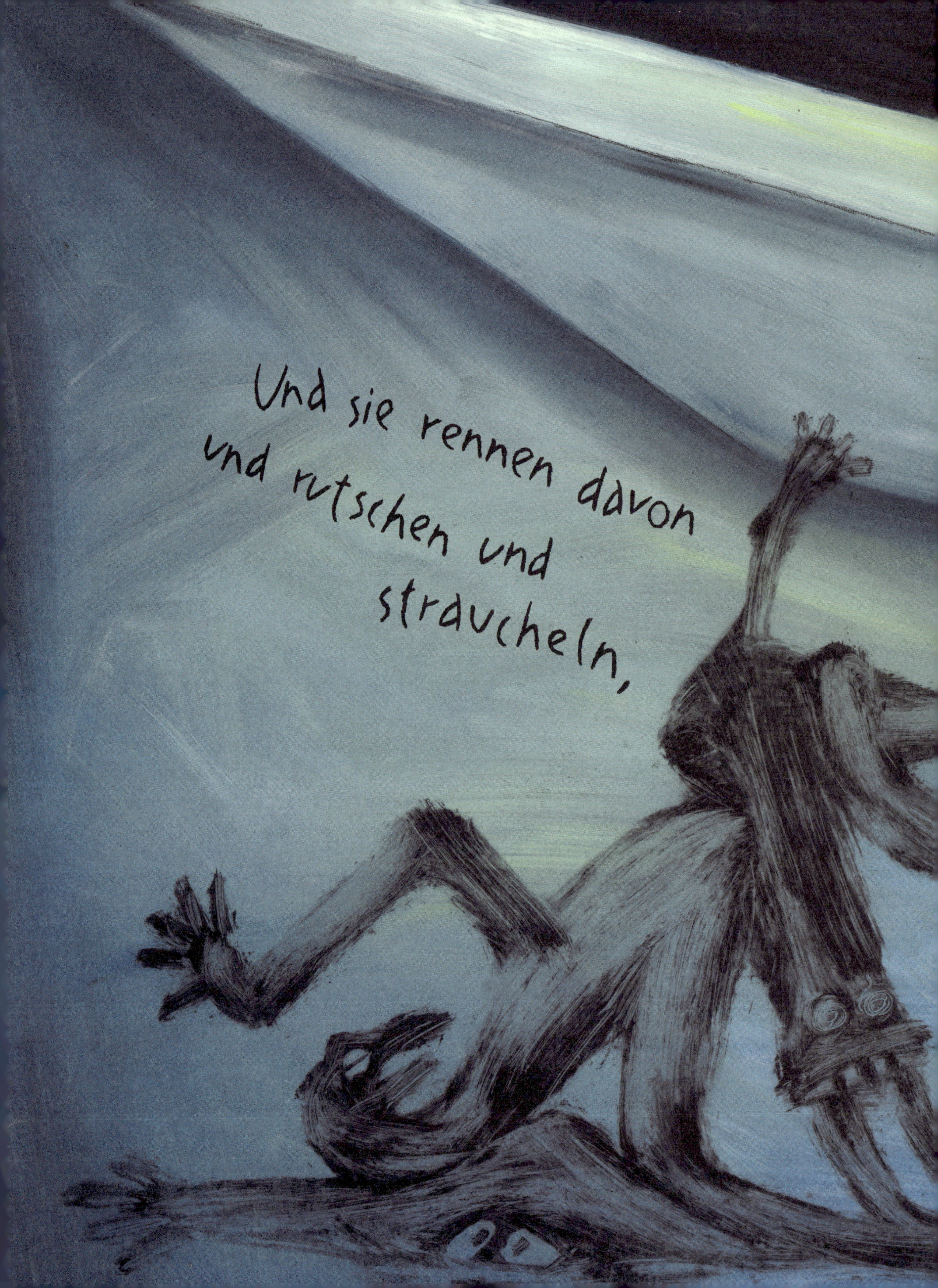
Und sie rennen davon
und rutschen und
straucheln,

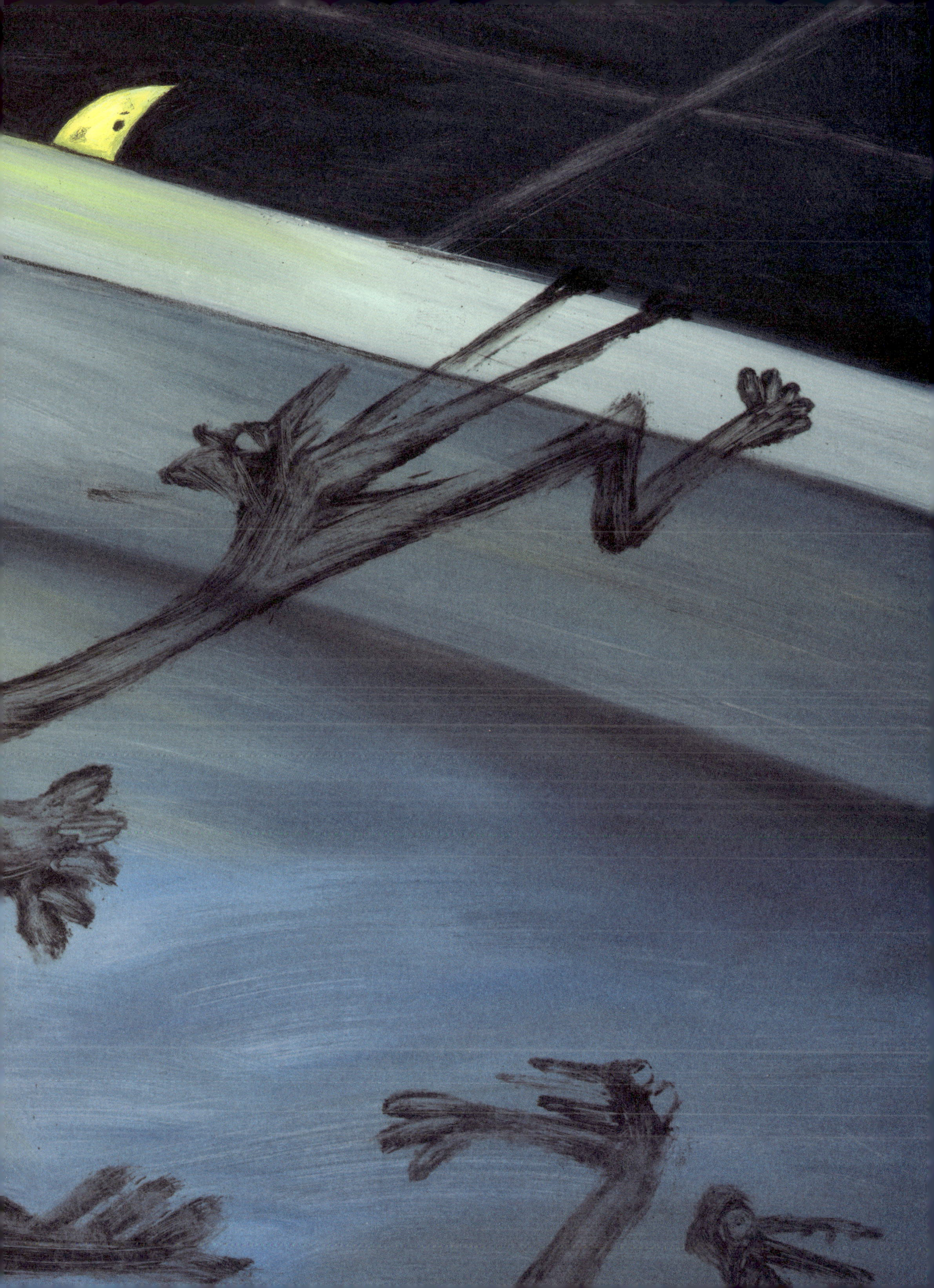

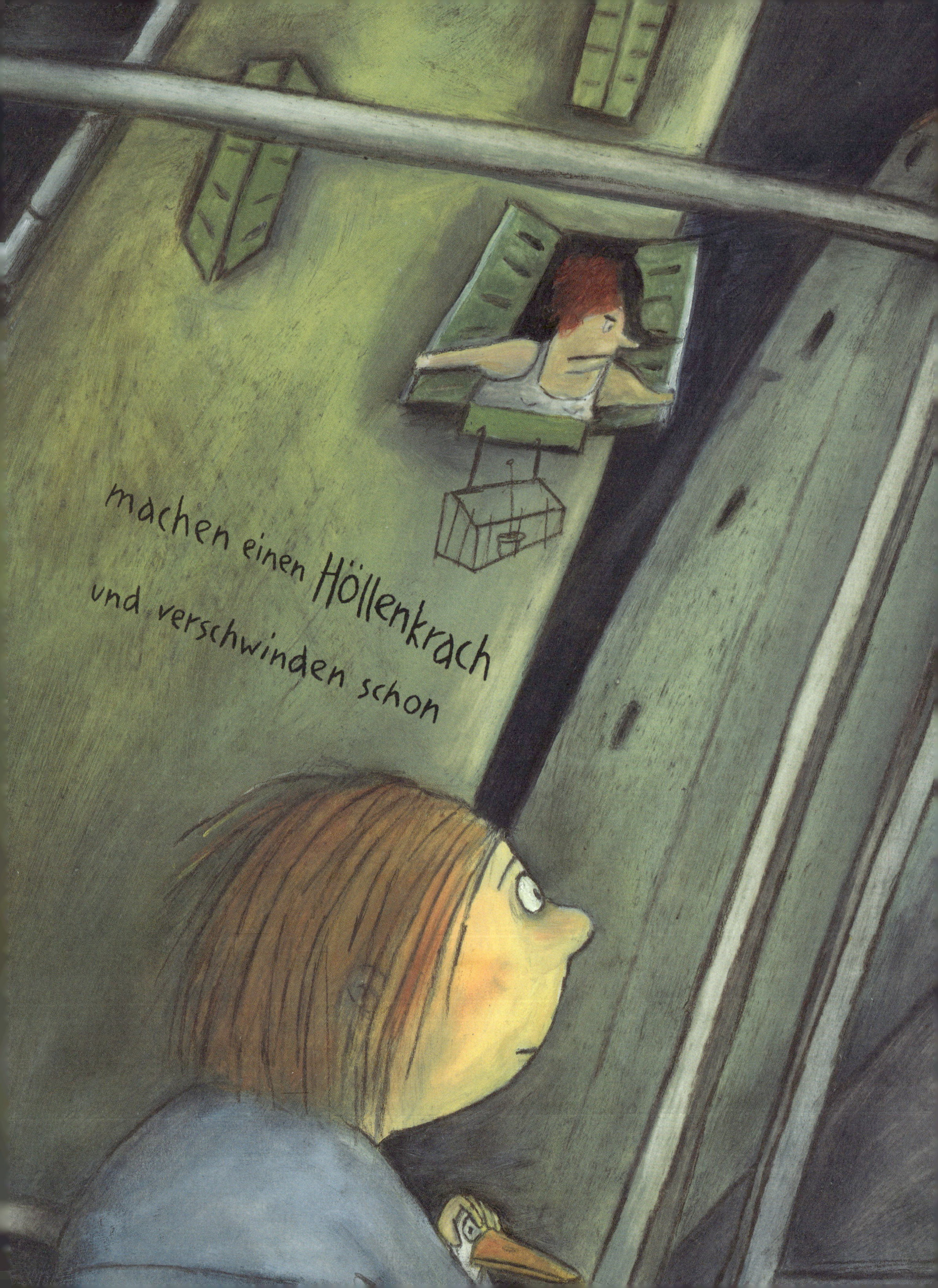
machen einen Höllenkrach
und verschwinden schon

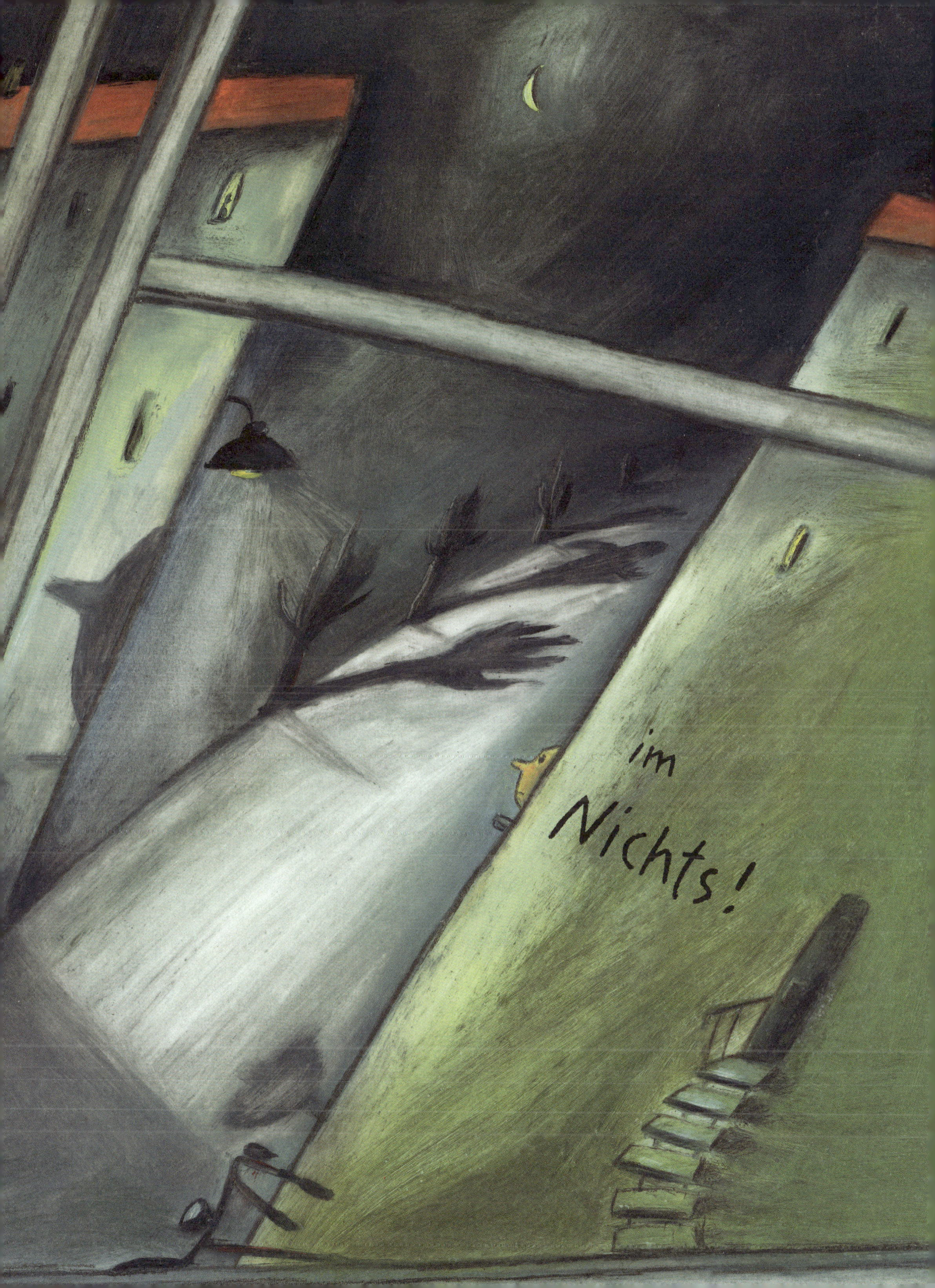
im Nichts!

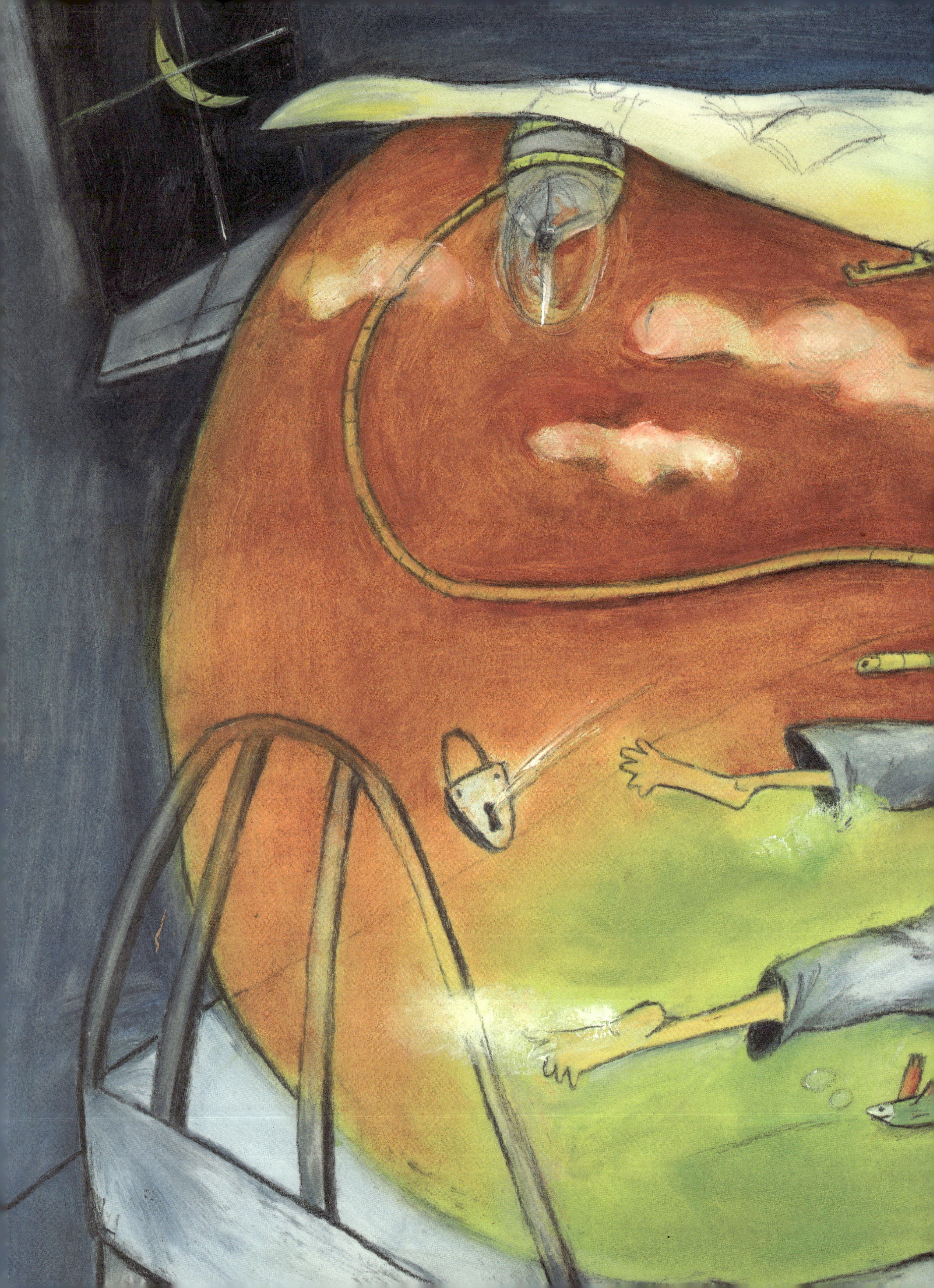

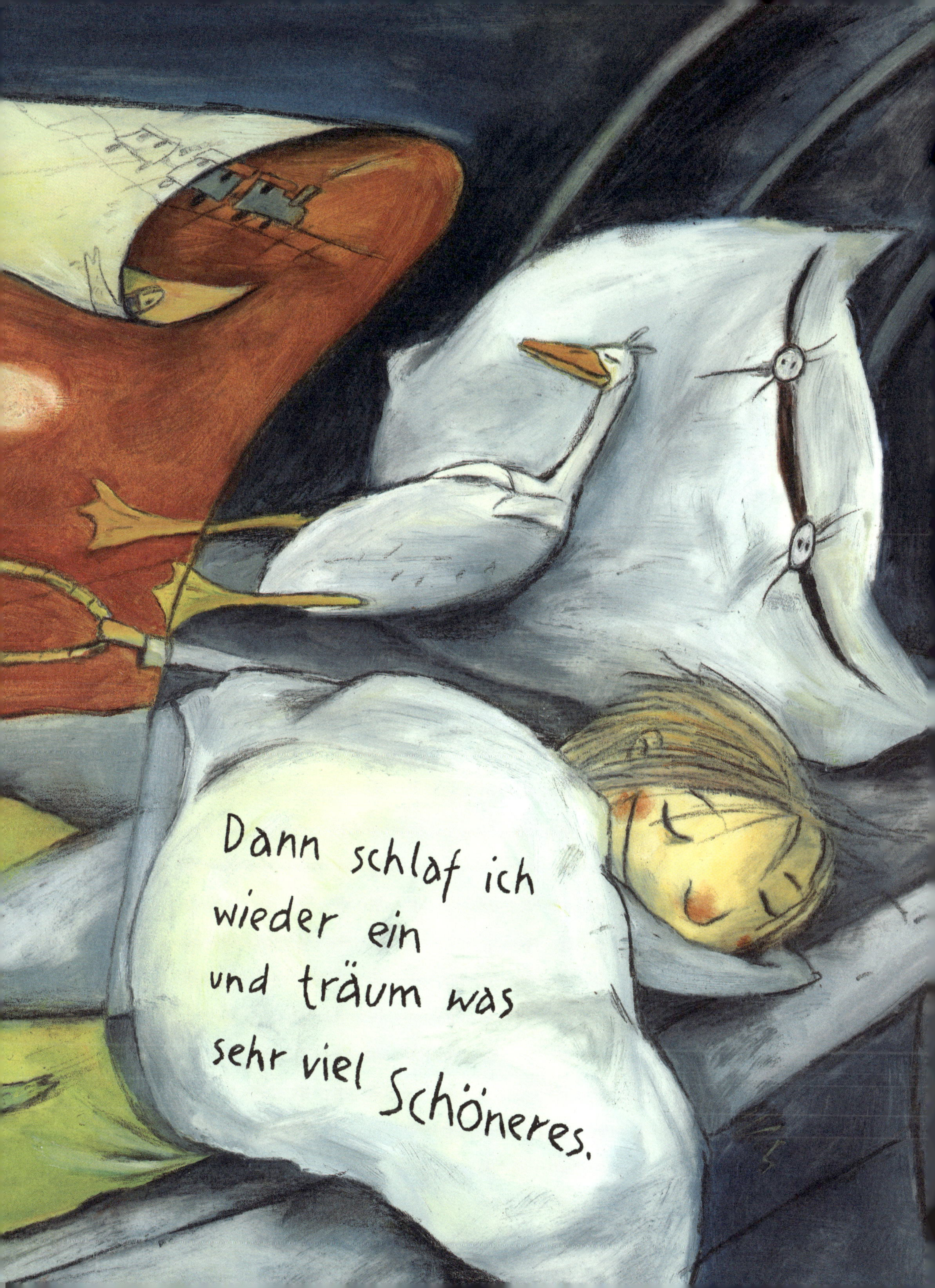
Dann schlaf ich
wieder ein
und träum was
sehr viel Schöneres.

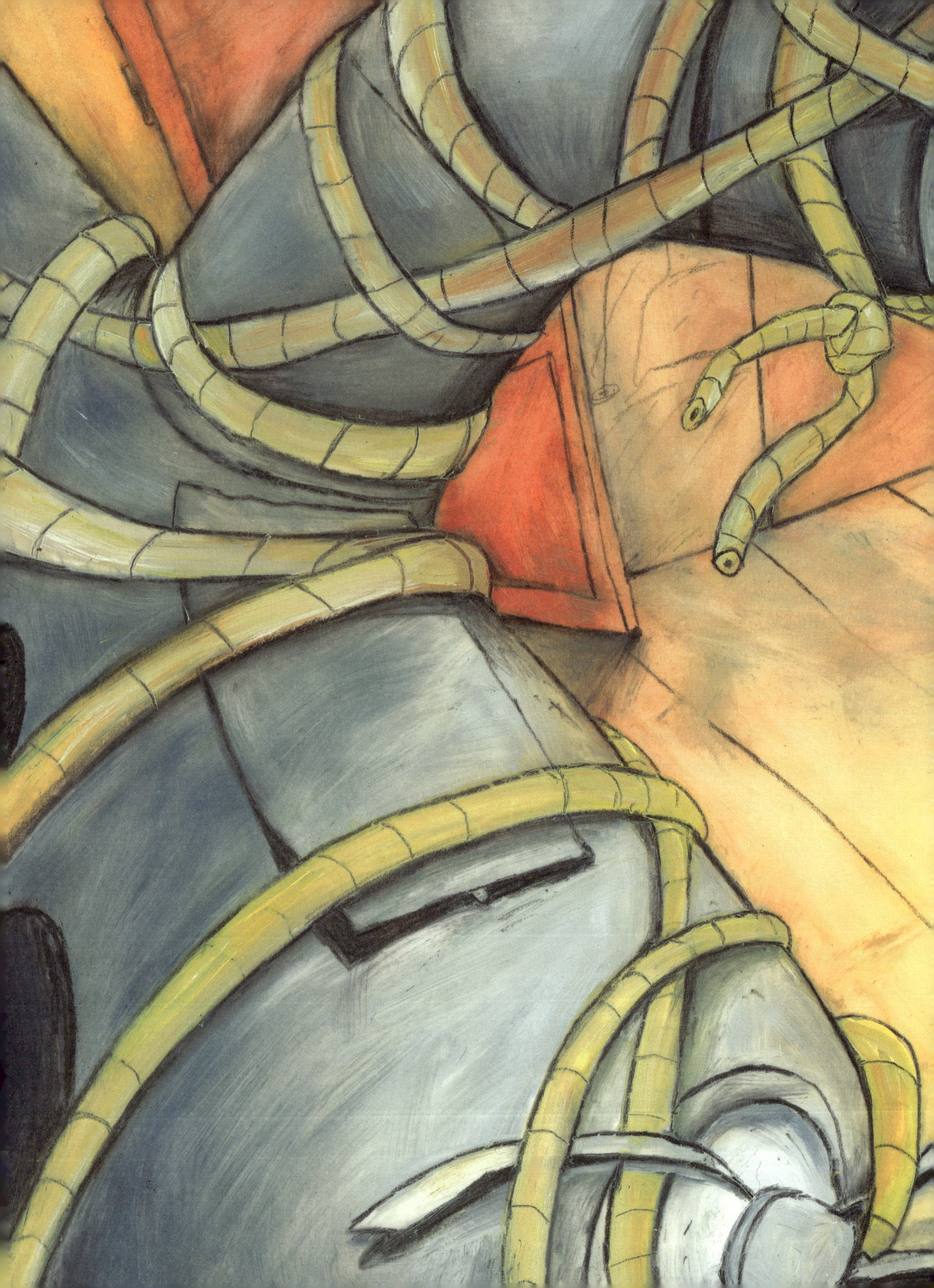

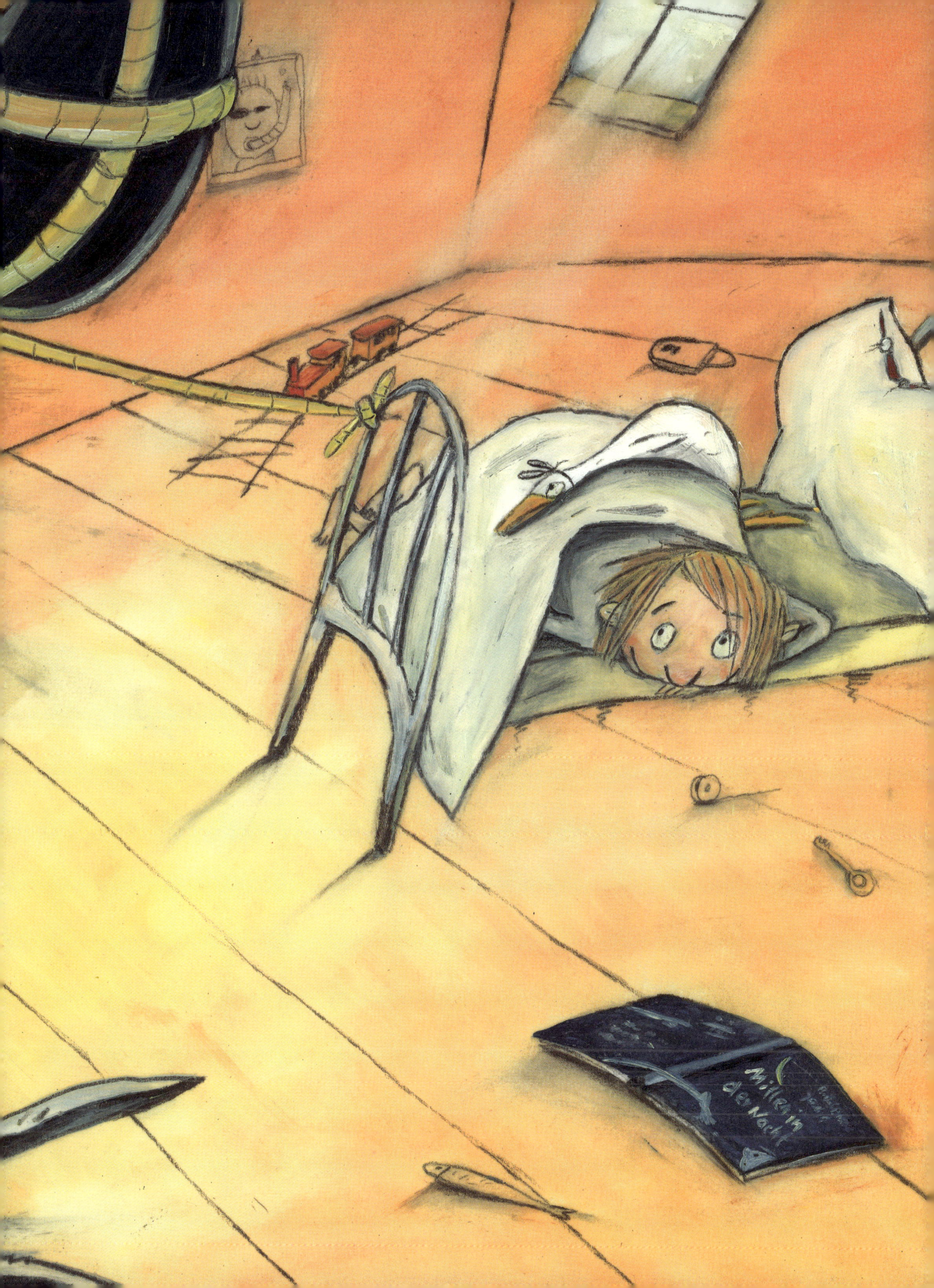
Mitten in
der Nacht

Jacky Gleich, 1964 in Darmstadt geboren, wuchs mit zwei Geschwistern in der Nähe von Berlin auf. Sie hat Trickfilm studiert und seit 1995 viele Bücher für Kinder und Erwachsene illustriert. Ein Buch über Angst wollte sie schon lange machen, weil sie selbst als Mädchen manchmal nachts Angst hatte, genau wie ihre Tochter Nora.

Bruno Blume, acht Jahre später in der Schweiz geboren, wuchs mit viel mehr Geschwistern auf. Er hat Literatur und Sprache studiert und schreibt seit einigen Jahren selbst Sprache und Literatur. Nachts hat er immer nur geschlafen (behauptet er), aber weil er die Angst von vielen Kindern kennt, hat er dieses Buch geschrieben.

Unsere Adresse im Internet: www.fischer-tb.de

Fischer Schatzinsel
Herausgegeben von Eva Kutter

Veröffentlicht im Fischer Taschenbuch Verlag,
ein Unternehmen der S. Fischer Verlag GmbH, Frankfurt am Main,
September 2002

© Fischer Taschenbuch Verlag in der S. Fischer Verlag GmbH,
Frankfurt am Main 2002
Gesamtherstellung: Clausen & Bosse, Leck
Printed in Germany
ISBN 3-596-85115-3

Nach den Regeln der neuen Rechtschreibung